DATE

verre	heure	lieu	humeur	importance	Comment s'en passer ?
1					
2					
3					
4					
5					
6					
7					
8					
9					
10					

DATE

verre	heure	lieu	humeur	importance	Comment s'en passer ?
1					
2					
3					
4					
5					
6					
7					
8					
9					
10					

DATE _______________

verre	heure	lieu	humeur	importance	Comment s'en passer ?
1					
2					
3					
4					
5					
6					
7					
8					
9					
10					

DATE _______________

verre	heure	lieu	humeur	importance	Comment s'en passer ?
1					
2					
3					
4					
5					
6					
7					
8					
9					
10					

Comment remplir ce carnet ?

Chaque jour, notez pour chaque verre d'alcool consommé :
- l'heure
- le lieu (travail, maison, soirée, …)
- votre humeur (stressé, détendu, ennuie …)
- l'importance de ce verre
- d'après vous, comment vous en passer la prochaine fois.

A qui s'adresse ce carnet ?

Ce carnet est à l'usage de tous ceux qui souhaite évaluer leur consommation d'alcool de manière simple et objective.
Cela vous permettra de mieux prendre conscience de votre dépendance à l'alcool et pourra être un premier pas vers une diminution de votre consommation d'alcool !

DATE ____________________

verre	heure	lieu	humeur	importance	Comment s'en passer ?
1					
2					
3					
4					
5					
6					
7					
8					
9					
10					

DATE ____________________

verre	heure	lieu	humeur	importance	Comment s'en passer ?
1					
2					
3					
4					
5					
6					
7					
8					
9					
10					

DATE _______________________

verre	heure	lieu	humeur	importance	Comment s'en passer ?
1					
2					
3					
4					
5					
6					
7					
8					
9					
10					

DATE _______________________

verre	heure	lieu	humeur	importance	Comment s'en passer ?
1					
2					
3					
4					
5					
6					
7					
8					
9					
10					

DATE _______________________

verre	heure	lieu	humeur	importance	Comment s'en passer ?
1					
2					
3					
4					
5					
6					
7					
8					
9					
10					

DATE _______________________

verre	heure	lieu	humeur	importance	Comment s'en passer ?
1					
2					
3					
4					
5					
6					
7					
8					
9					
10					

DATE ______________________

verre	heure	lieu	humeur	importance	Comment s'en passer ?
1					
2					
3					
4					
5					
6					
7					
8					
9					
10					

DATE ______________________

verre	heure	lieu	humeur	importance	Comment s'en passer ?
1					
2					
3					
4					
5					
6					
7					
8					
9					
10					

DATE _______________________

verre	heure	lieu	humeur	importance	Comment s'en passer ?
1					
2					
3					
4					
5					
6					
7					
8					
9					
10					

DATE _______________________

verre	heure	lieu	humeur	importance	Comment s'en passer ?
1					
2					
3					
4					
5					
6					
7					
8					
9					
10					

DATE ___________________

verre	heure	lieu	humeur	importance	Comment s'en passer ?
1					
2					
3					
4					
5					
6					
7					
8					
9					
10					

DATE ___________________

verre	heure	lieu	humeur	importance	Comment s'en passer ?
1					
2					
3					
4					
5					
6					
7					
8					
9					
10					

DATE _______________________

verre	heure	lieu	humeur	importance	Comment s'en passer ?
1					
2					
3					
4					
5					
6					
7					
8					
9					
10					

DATE _______________________

verre	heure	lieu	humeur	importance	Comment s'en passer ?
1					
2					
3					
4					
5					
6					
7					
8					
9					
10					

DATE ______________________

verre	heure	lieu	humeur	importance	Comment s'en passer ?
1					
2					
3					
4					
5					
6					
7					
8					
9					
10					

DATE ______________________

verre	heure	lieu	humeur	importance	Comment s'en passer ?
1					
2					
3					
4					
5					
6					
7					
8					
9					
10					

DATE ____________________

verre	heure	lieu	humeur	importance	Comment s'en passer ?
1					
2					
3					
4					
5					
6					
7					
8					
9					
10					

DATE ____________________

verre	heure	lieu	humeur	importance	Comment s'en passer ?
1					
2					
3					
4					
5					
6					
7					
8					
9					
10					

DATE _______________________

verre	heure	lieu	humeur	importance	Comment s'en passer ?
1					
2					
3					
4					
5					
6					
7					
8					
9					
10					

DATE _______________________

verre	heure	lieu	humeur	importance	Comment s'en passer ?
1					
2					
3					
4					
5					
6					
7					
8					
9					
10					

DATE ___________________

verre	heure	lieu	humeur	importance	Comment s'en passer ?
1					
2					
3					
4					
5					
6					
7					
8					
9					
10					

DATE ___________________

verre	heure	lieu	humeur	importance	Comment s'en passer ?
1					
2					
3					
4					
5					
6					
7					
8					
9					
10					

DATE _______________

verre	heure	lieu	humeur	importance	Comment s'en passer ?
1					
2					
3					
4					
5					
6					
7					
8					
9					
10					

DATE _______________

verre	heure	lieu	humeur	importance	Comment s'en passer ?
1					
2					
3					
4					
5					
6					
7					
8					
9					
10					

DATE _______________________

verre	heure	lieu	humeur	importance	Comment s'en passer ?
1					
2					
3					
4					
5					
6					
7					
8					
9					
10					

DATE _______________________

verre	heure	lieu	humeur	importance	Comment s'en passer ?
1					
2					
3					
4					
5					
6					
7					
8					
9					
10					

DATE _______________________

verre	heure	lieu	humeur	importance	Comment s'en passer ?
1					
2					
3					
4					
5					
6					
7					
8					
9					
10					

DATE _______________________

verre	heure	lieu	humeur	importance	Comment s'en passer ?
1					
2					
3					
4					
5					
6					
7					
8					
9					
10					

DATE ___________________

verre	heure	lieu	humeur	importance	Comment s'en passer ?
1					
2					
3					
4					
5					
6					
7					
8					
9					
10					

DATE ___________________

verre	heure	lieu	humeur	importance	Comment s'en passer ?
1					
2					
3					
4					
5					
6					
7					
8					
9					
10					

DATE _______________________

verre	heure	lieu	humeur	importance	Comment s'en passer ?
1					
2					
3					
4					
5					
6					
7					
8					
9					
10					

DATE _______________________

verre	heure	lieu	humeur	importance	Comment s'en passer ?
1					
2					
3					
4					
5					
6					
7					
8					
9					
10					

DATE ___________

verre	heure	lieu	humeur	importance	Comment s'en passer ?
1					
2					
3					
4					
5					
6					
7					
8					
9					
10					

DATE ___________

verre	heure	lieu	humeur	importance	Comment s'en passer ?
1					
2					
3					
4					
5					
6					
7					
8					
9					
10					

DATE _______________

verre	heure	lieu	humeur	importance	Comment s'en passer ?
1					
2					
3					
4					
5					
6					
7					
8					
9					
10					

DATE _______________

verre	heure	lieu	humeur	importance	Comment s'en passer ?
1					
2					
3					
4					
5					
6					
7					
8					
9					
10					

DATE ______________________

verre	heure	lieu	humeur	importance	Comment s'en passer ?
1					
2					
3					
4					
5					
6					
7					
8					
9					
10					

DATE ______________________

verre	heure	lieu	humeur	importance	Comment s'en passer ?
1					
2					
3					
4					
5					
6					
7					
8					
9					
10					

DATE ___________________

verre	heure	lieu	humeur	importance	Comment s'en passer ?
1					
2					
3					
4					
5					
6					
7					
8					
9					
10					

DATE ___________________

verre	heure	lieu	humeur	importance	Comment s'en passer ?
1					
2					
3					
4					
5					
6					
7					
8					
9					
10					

DATE _______________________

verre	heure	lieu	humeur	importance	Comment s'en passer ?
1					
2					
3					
4					
5					
6					
7					
8					
9					
10					

DATE _______________________

verre	heure	lieu	humeur	importance	Comment s'en passer ?
1					
2					
3					
4					
5					
6					
7					
8					
9					
10					

verre	heure	lieu	humeur	importance	Comment s'en passer ?
1					
2					
3					
4					
5					
6					
7					
8					
9					
10					

DATE _______________________

verre	heure	lieu	humeur	importance	Comment s'en passer ?
1					
2					
3					
4					
5					
6					
7					
8					
9					
10					

DATE ________________________

verre	heure	lieu	humeur	importance	Comment s'en passer ?
1					
2					
3					
4					
5					
6					
7					
8					
9					
10					

DATE ________________________

verre	heure	lieu	humeur	importance	Comment s'en passer ?
1					
2					
3					
4					
5					
6					
7					
8					
9					
10					

DATE ______________________

verre	heure	lieu	humeur	importance	Comment s'en passer ?
1					
2					
3					
4					
5					
6					
7					
8					
9					
10					

DATE ______________________

verre	heure	lieu	humeur	importance	Comment s'en passer ?
1					
2					
3					
4					
5					
6					
7					
8					
9					
10					

DATE _______________________

verre	heure	lieu	humeur	importance	Comment s'en passer ?
1					
2					
3					
4					
5					
6					
7					
8					
9					
10					

DATE _______________________

verre	heure	lieu	humeur	importance	Comment s'en passer ?
1					
2					
3					
4					
5					
6					
7					
8					
9					
10					

DATE _______________________

verre	heure	lieu	humeur	importance	Comment s'en passer ?
1					
2					
3					
4					
5					
6					
7					
8					
9					
10					

DATE _______________________

verre	heure	lieu	humeur	importance	Comment s'en passer ?
1					
2					
3					
4					
5					
6					
7					
8					
9					
10					

DATE _______________________

verre	heure	lieu	humeur	importance	Comment s'en passer ?
1					
2					
3					
4					
5					
6					
7					
8					
9					
10					

DATE _______________________

verre	heure	lieu	humeur	importance	Comment s'en passer ?
1					
2					
3					
4					
5					
6					
7					
8					
9					
10					

DATE ________________________

verre	heure	lieu	humeur	importance	Comment s'en passer ?
1					
2					
3					
4					
5					
6					
7					
8					
9					
10					

DATE ________________________

verre	heure	lieu	humeur	importance	Comment s'en passer ?
1					
2					
3					
4					
5					
6					
7					
8					
9					
10					

DATE _______________________

verre	heure	lieu	humeur	importance	Comment s'en passer ?
1					
2					
3					
4					
5					
6					
7					
8					
9					
10					

DATE _______________________

verre	heure	lieu	humeur	importance	Comment s'en passer ?
1					
2					
3					
4					
5					
6					
7					
8					
9					
10					

DATE ____________________

verre	heure	lieu	humeur	importance	Comment s'en passer ?
1					
2					
3					
4					
5					
6					
7					
8					
9					
10					

DATE ____________________

verre	heure	lieu	humeur	importance	Comment s'en passer ?
1					
2					
3					
4					
5					
6					
7					
8					
9					
10					

DATE _______________________

verre	heure	lieu	humeur	importance	Comment s'en passer ?
1					
2					
3					
4					
5					
6					
7					
8					
9					
10					

DATE _______________________

verre	heure	lieu	humeur	importance	Comment s'en passer ?
1					
2					
3					
4					
5					
6					
7					
8					
9					
10					

DATE _______________

verre	heure	lieu	humeur	importance	Comment s'en passer ?
1					
2					
3					
4					
5					
6					
7					
8					
9					
10					

DATE _______________

verre	heure	lieu	humeur	importance	Comment s'en passer ?
1					
2					
3					
4					
5					
6					
7					
8					
9					
10					

DATE ______________________

verre	heure	lieu	humeur	importance	Comment s'en passer ?
1					
2					
3					
4					
5					
6					
7					
8					
9					
10					

DATE ______________________

verre	heure	lieu	humeur	importance	Comment s'en passer ?
1					
2					
3					
4					
5					
6					
7					
8					
9					
10					

DATE ______________________________

verre	heure	lieu	humeur	importance	Comment s'en passer ?
1					
2					
3					
4					
5					
6					
7					
8					
9					
10					

DATE ______________________________

verre	heure	lieu	humeur	importance	Comment s'en passer ?
1					
2					
3					
4					
5					
6					
7					
8					
9					
10					

DATE _______________________

verre	heure	lieu	humeur	importance	Comment s'en passer ?
1					
2					
3					
4					
5					
6					
7					
8					
9					
10					

DATE _______________________

verre	heure	lieu	humeur	importance	Comment s'en passer ?
1					
2					
3					
4					
5					
6					
7					
8					
9					
10					

DATE ______________________________

verre	heure	lieu	humeur	importance	Comment s'en passer ?
1					
2					
3					
4					
5					
6					
7					
8					
9					
10					

DATE ______________________________

verre	heure	lieu	humeur	importance	Comment s'en passer ?
1					
2					
3					
4					
5					
6					
7					
8					
9					
10					

DATE _______________________

verre	heure	lieu	humeur	importance	Comment s'en passer ?
1					
2					
3					
4					
5					
6					
7					
8					
9					
10					

DATE _______________________

verre	heure	lieu	humeur	importance	Comment s'en passer ?
1					
2					
3					
4					
5					
6					
7					
8					
9					
10					

DATE ______________________

verre	heure	lieu	humeur	importance	Comment s'en passer ?
1					
2					
3					
4					
5					
6					
7					
8					
9					
10					

DATE ______________________

verre	heure	lieu	humeur	importance	Comment s'en passer ?
1					
2					
3					
4					
5					
6					
7					
8					
9					
10					

DATE ______________________

verre	heure	lieu	humeur	importance	Comment s'en passer ?
1					
2					
3					
4					
5					
6					
7					
8					
9					
10					

DATE ______________________

verre	heure	lieu	humeur	importance	Comment s'en passer ?
1					
2					
3					
4					
5					
6					
7					
8					
9					
10					

DATE _______________________

verre	heure	lieu	humeur	importance	Comment s'en passer ?
1					
2					
3					
4					
5					
6					
7					
8					
9					
10					

DATE _______________________

verre	heure	lieu	humeur	importance	Comment s'en passer ?
1					
2					
3					
4					
5					
6					
7					
8					
9					
10					

DATE ________________

verre	heure	lieu	humeur	importance	Comment s'en passer ?
1					
2					
3					
4					
5					
6					
7					
8					
9					
10					

DATE ________________

verre	heure	lieu	humeur	importance	Comment s'en passer ?
1					
2					
3					
4					
5					
6					
7					
8					
9					
10					

DATE ______________________

verre	heure	lieu	humeur	importance	Comment s'en passer ?
1					
2					
3					
4					
5					
6					
7					
8					
9					
10					

DATE ______________________

verre	heure	lieu	humeur	importance	Comment s'en passer ?
1					
2					
3					
4					
5					
6					
7					
8					
9					
10					

DATE ______________________________

verre	heure	lieu	humeur	importance	Comment s'en passer ?
1					
2					
3					
4					
5					
6					
7					
8					
9					
10					

DATE ______________________________

verre	heure	lieu	humeur	importance	Comment s'en passer ?
1					
2					
3					
4					
5					
6					
7					
8					
9					
10					

DATE _______________________

verre	heure	lieu	humeur	importance	Comment s'en passer ?
1					
2					
3					
4					
5					
6					
7					
8					
9					
10					

DATE _______________________

verre	heure	lieu	humeur	importance	Comment s'en passer ?
1					
2					
3					
4					
5					
6					
7					
8					
9					
10					

DATE _______________________

verre	heure	lieu	humeur	importance	Comment s'en passer ?
1					
2					
3					
4					
5					
6					
7					
8					
9					
10					

DATE _______________________

verre	heure	lieu	humeur	importance	Comment s'en passer ?
1					
2					
3					
4					
5					
6					
7					
8					
9					
10					

verre	heure	lieu	humeur	importance	Comment s'en passer ?
1					
2					
3					
4					
5					
6					
7					
8					
9					
10					

DATE _______________________

verre	heure	lieu	humeur	importance	Comment s'en passer ?
1					
2					
3					
4					
5					
6					
7					
8					
9					
10					

DATE _________________________

verre	heure	lieu	humeur	importance	Comment s'en passer ?
1					
2					
3					
4					
5					
6					
7					
8					
9					
10					

DATE _________________________

verre	heure	lieu	humeur	importance	Comment s'en passer ?
1					
2					
3					
4					
5					
6					
7					
8					
9					
10					

DATE _________________

verre	heure	lieu	humeur	importance	Comment s'en passer ?
1					
2					
3					
4					
5					
6					
7					
8					
9					
10					

DATE _________________

verre	heure	lieu	humeur	importance	Comment s'en passer ?
1					
2					
3					
4					
5					
6					
7					
8					
9					
10					

DATE _______________________

verre	heure	lieu	humeur	importance	Comment s'en passer ?
1					
2					
3					
4					
5					
6					
7					
8					
9					
10					

DATE _______________________

verre	heure	lieu	humeur	importance	Comment s'en passer ?
1					
2					
3					
4					
5					
6					
7					
8					
9					
10					

DATE _______________________

verre	heure	lieu	humeur	importance	Comment s'en passer ?
1					
2					
3					
4					
5					
6					
7					
8					
9					
10					

DATE _______________________

verre	heure	lieu	humeur	importance	Comment s'en passer ?
1					
2					
3					
4					
5					
6					
7					
8					
9					
10					

DATE __________________

verre	heure	lieu	humeur	importance	Comment s'en passer ?
1					
2					
3					
4					
5					
6					
7					
8					
9					
10					

DATE __________________

verre	heure	lieu	humeur	importance	Comment s'en passer ?
1					
2					
3					
4					
5					
6					
7					
8					
9					
10					

DATE _______________________

verre	heure	lieu	humeur	importance	Comment s'en passer ?
1					
2					
3					
4					
5					
6					
7					
8					
9					
10					

DATE _______________________

verre	heure	lieu	humeur	importance	Comment s'en passer ?
1					
2					
3					
4					
5					
6					
7					
8					
9					
10					

DATE ______________________

verre	heure	lieu	humeur	importance	Comment s'en passer ?
1					
2					
3					
4					
5					
6					
7					
8					
9					
10					

DATE ______________________

verre	heure	lieu	humeur	importance	Comment s'en passer ?
1					
2					
3					
4					
5					
6					
7					
8					
9					
10					

DATE __________________________

verre	heure	lieu	humeur	importance	Comment s'en passer ?
1					
2					
3					
4					
5					
6					
7					
8					
9					
10					

DATE __________________________

verre	heure	lieu	humeur	importance	Comment s'en passer ?
1					
2					
3					
4					
5					
6					
7					
8					
9					
10					

DATE _______________________

verre	heure	lieu	humeur	importance	Comment s'en passer ?
1					
2					
3					
4					
5					
6					
7					
8					
9					
10					

DATE _______________________

verre	heure	lieu	humeur	importance	Comment s'en passer ?
1					
2					
3					
4					
5					
6					
7					
8					
9					
10					

DATE _______________________

verre	heure	lieu	humeur	importance	Comment s'en passer ?
1					
2					
3					
4					
5					
6					
7					
8					
9					
10					

DATE _______________________

verre	heure	lieu	humeur	importance	Comment s'en passer ?
1					
2					
3					
4					
5					
6					
7					
8					
9					
10					

DATE ___________________

verre	heure	lieu	humeur	importance	Comment s'en passer ?
1					
2					
3					
4					
5					
6					
7					
8					
9					
10					

DATE ___________________

verre	heure	lieu	humeur	importance	Comment s'en passer ?
1					
2					
3					
4					
5					
6					
7					
8					
9					
10					

DATE _______________

verre	heure	lieu	humeur	importance	Comment s'en passer ?
1					
2					
3					
4					
5					
6					
7					
8					
9					
10					

DATE _______________

verre	heure	lieu	humeur	importance	Comment s'en passer ?
1					
2					
3					
4					
5					
6					
7					
8					
9					
10					

DATE ________________________

verre	heure	lieu	humeur	importance	Comment s'en passer ?
1					
2					
3					
4					
5					
6					
7					
8					
9					
10					

DATE ________________________

verre	heure	lieu	humeur	importance	Comment s'en passer ?
1					
2					
3					
4					
5					
6					
7					
8					
9					
10					

DATE _______________

verre	heure	lieu	humeur	importance	Comment s'en passer ?
1					
2					
3					
4					
5					
6					
7					
8					
9					
10					

DATE _______________

verre	heure	lieu	humeur	importance	Comment s'en passer ?
1					
2					
3					
4					
5					
6					
7					
8					
9					
10					

DATE _______________________

verre	heure	lieu	humeur	importance	Comment s'en passer ?
1					
2					
3					
4					
5					
6					
7					
8					
9					
10					

DATE _______________________

verre	heure	lieu	humeur	importance	Comment s'en passer ?
1					
2					
3					
4					
5					
6					
7					
8					
9					
10					

DATE ______________________

verre	heure	lieu	humeur	importance	Comment s'en passer ?
1					
2					
3					
4					
5					
6					
7					
8					
9					
10					

DATE ______________________

verre	heure	lieu	humeur	importance	Comment s'en passer ?
1					
2					
3					
4					
5					
6					
7					
8					
9					
10					

DATE _______________________

verre	heure	lieu	humeur	importance	Comment s'en passer ?
1					
2					
3					
4					
5					
6					
7					
8					
9					
10					

DATE _______________________

verre	heure	lieu	humeur	importance	Comment s'en passer ?
1					
2					
3					
4					
5					
6					
7					
8					
9					
10					

DATE ___________________

verre	heure	lieu	humeur	importance	Comment s'en passer ?
1					
2					
3					
4					
5					
6					
7					
8					
9					
10					

DATE ___________________

verre	heure	lieu	humeur	importance	Comment s'en passer ?
1					
2					
3					
4					
5					
6					
7					
8					
9					
10					

DATE _______________________

verre	heure	lieu	humeur	importance	Comment s'en passer ?
1					
2					
3					
4					
5					
6					
7					
8					
9					
10					

DATE _______________________

verre	heure	lieu	humeur	importance	Comment s'en passer ?
1					
2					
3					
4					
5					
6					
7					
8					
9					
10					

DATE ___________________

verre	heure	lieu	humeur	importance	Comment s'en passer ?
1					
2					
3					
4					
5					
6					
7					
8					
9					
10					

DATE ___________________

verre	heure	lieu	humeur	importance	Comment s'en passer ?
1					
2					
3					
4					
5					
6					
7					
8					
9					
10					

DATE _______________________

verre	heure	lieu	humeur	importance	Comment s'en passer ?
1					
2					
3					
4					
5					
6					
7					
8					
9					
10					

DATE _______________________

verre	heure	lieu	humeur	importance	Comment s'en passer ?
1					
2					
3					
4					
5					
6					
7					
8					
9					
10					

DATE _______________________

verre	heure	lieu	humeur	importance	Comment s'en passer ?
1					
2					
3					
4					
5					
6					
7					
8					
9					
10					

DATE _______________________

verre	heure	lieu	humeur	importance	Comment s'en passer ?
1					
2					
3					
4					
5					
6					
7					
8					
9					
10					

DATE ____________________

verre	heure	lieu	humeur	importance	Comment s'en passer ?
1					
2					
3					
4					
5					
6					
7					
8					
9					
10					

DATE ____________________

verre	heure	lieu	humeur	importance	Comment s'en passer ?
1					
2					
3					
4					
5					
6					
7					
8					
9					
10					

DATE ______________________

verre	heure	lieu	humeur	importance	Comment s'en passer ?
1					
2					
3					
4					
5					
6					
7					
8					
9					
10					

DATE ______________________

verre	heure	lieu	humeur	importance	Comment s'en passer ?
1					
2					
3					
4					
5					
6					
7					
8					
9					
10					

DATE ______________________

verre	heure	lieu	humeur	importance	Comment s'en passer ?
1					
2					
3					
4					
5					
6					
7					
8					
9					
10					

DATE ______________________

verre	heure	lieu	humeur	importance	Comment s'en passer ?
1					
2					
3					
4					
5					
6					
7					
8					
9					
10					

DATE _______________________

verre	heure	lieu	humeur	importance	Comment s'en passer ?
1					
2					
3					
4					
5					
6					
7					
8					
9					
10					

DATE _______________________

verre	heure	lieu	humeur	importance	Comment s'en passer ?
1					
2					
3					
4					
5					
6					
7					
8					
9					
10					

DATE _______________________

verre	heure	lieu	humeur	importance	Comment s'en passer ?
1					
2					
3					
4					
5					
6					
7					
8					
9					
10					

DATE _______________________

verre	heure	lieu	humeur	importance	Comment s'en passer ?
1					
2					
3					
4					
5					
6					
7					
8					
9					
10					

DATE _______________________

verre	heure	lieu	humeur	importance	Comment s'en passer ?
1					
2					
3					
4					
5					
6					
7					
8					
9					
10					

DATE _______________________

verre	heure	lieu	humeur	importance	Comment s'en passer ?
1					
2					
3					
4					
5					
6					
7					
8					
9					
10					

DATE ________________________

verre	heure	lieu	humeur	importance	Comment s'en passer ?
1					
2					
3					
4					
5					
6					
7					
8					
9					
10					

DATE ________________________

verre	heure	lieu	humeur	importance	Comment s'en passer ?
1					
2					
3					
4					
5					
6					
7					
8					
9					
10					

DATE _______________

verre	heure	lieu	humeur	importance	Comment s'en passer ?
1					
2					
3					
4					
5					
6					
7					
8					
9					
10					

DATE _______________

verre	heure	lieu	humeur	importance	Comment s'en passer ?
1					
2					
3					
4					
5					
6					
7					
8					
9					
10					

DATE ______________________

verre	heure	lieu	humeur	importance	Comment s'en passer ?
1					
2					
3					
4					
5					
6					
7					
8					
9					
10					

DATE ______________________

verre	heure	lieu	humeur	importance	Comment s'en passer ?
1					
2					
3					
4					
5					
6					
7					
8					
9					
10					

DATE _______________________

verre	heure	lieu	humeur	importance	Comment s'en passer ?
1					
2					
3					
4					
5					
6					
7					
8					
9					
10					

DATE _______________________

verre	heure	lieu	humeur	importance	Comment s'en passer ?
1					
2					
3					
4					
5					
6					
7					
8					
9					
10					

DATE _______________________

verre	heure	lieu	humeur	importance	Comment s'en passer ?
1					
2					
3					
4					
5					
6					
7					
8					
9					
10					

DATE _______________________

verre	heure	lieu	humeur	importance	Comment s'en passer ?
1					
2					
3					
4					
5					
6					
7					
8					
9					
10					

DATE _______________________

verre	heure	lieu	humeur	importance	Comment s'en passer ?
1					
2					
3					
4					
5					
6					
7					
8					
9					
10					

DATE _______________________

verre	heure	lieu	humeur	importance	Comment s'en passer ?
1					
2					
3					
4					
5					
6					
7					
8					
9					
10					

DATE _______________

verre	heure	lieu	humeur	importance	Comment s'en passer ?
1					
2					
3					
4					
5					
6					
7					
8					
9					
10					

DATE _______________

verre	heure	lieu	humeur	importance	Comment s'en passer ?
1					
2					
3					
4					
5					
6					
7					
8					
9					
10					

DATE ____________________

verre	heure	lieu	humeur	importance	Comment s'en passer ?
1					
2					
3					
4					
5					
6					
7					
8					
9					
10					

DATE ____________________

verre	heure	lieu	humeur	importance	Comment s'en passer ?
1					
2					
3					
4					
5					
6					
7					
8					
9					
10					

DATE _______________

verre	heure	lieu	humeur	importance	Comment s'en passer ?
1					
2					
3					
4					
5					
6					
7					
8					
9					
10					

DATE _______________

verre	heure	lieu	humeur	importance	Comment s'en passer ?
1					
2					
3					
4					
5					
6					
7					
8					
9					
10					

DATE _______________________

verre	heure	lieu	humeur	importance	Comment s'en passer ?
1					
2					
3					
4					
5					
6					
7					
8					
9					
10					

DATE _______________________

verre	heure	lieu	humeur	importance	Comment s'en passer ?
1					
2					
3					
4					
5					
6					
7					
8					
9					
10					

DATE _______________________

verre	heure	lieu	humeur	importance	Comment s'en passer ?
1					
2					
3					
4					
5					
6					
7					
8					
9					
10					

DATE _______________________

verre	heure	lieu	humeur	importance	Comment s'en passer ?
1					
2					
3					
4					
5					
6					
7					
8					
9					
10					

DATE _______________________

verre	heure	lieu	humeur	importance	Comment s'en passer ?
1					
2					
3					
4					
5					
6					
7					
8					
9					
10					

DATE _______________________

verre	heure	lieu	humeur	importance	Comment s'en passer ?
1					
2					
3					
4					
5					
6					
7					
8					
9					
10					

DATE _______________________

verre	heure	lieu	humeur	importance	Comment s'en passer ?
1					
2					
3					
4					
5					
6					
7					
8					
9					
10					

DATE _______________________

verre	heure	lieu	humeur	importance	Comment s'en passer ?
1					
2					
3					
4					
5					
6					
7					
8					
9					
10					

DATE _______________________

verre	heure	lieu	humeur	importance	Comment s'en passer ?
1					
2					
3					
4					
5					
6					
7					
8					
9					
10					

DATE _______________________

verre	heure	lieu	humeur	importance	Comment s'en passer ?
1					
2					
3					
4					
5					
6					
7					
8					
9					
10					

DATE ________________________

verre	heure	lieu	humeur	importance	Comment s'en passer ?
1					
2					
3					
4					
5					
6					
7					
8					
9					
10					

DATE ________________________

verre	heure	lieu	humeur	importance	Comment s'en passer ?
1					
2					
3					
4					
5					
6					
7					
8					
9					
10					

DATE _______________

verre	heure	lieu	humeur	importance	Comment s'en passer ?
1					
2					
3					
4					
5					
6					
7					
8					
9					
10					

DATE _______________

verre	heure	lieu	humeur	importance	Comment s'en passer ?
1					
2					
3					
4					
5					
6					
7					
8					
9					
10					

DATE ______________________

verre	heure	lieu	humeur	importance	Comment s'en passer ?
1					
2					
3					
4					
5					
6					
7					
8					
9					
10					

DATE ______________________

verre	heure	lieu	humeur	importance	Comment s'en passer ?
1					
2					
3					
4					
5					
6					
7					
8					
9					
10					

DATE ___________________

verre	heure	lieu	humeur	importance	Comment s'en passer ?
1					
2					
3					
4					
5					
6					
7					
8					
9					
10					

DATE ___________________

verre	heure	lieu	humeur	importance	Comment s'en passer ?
1					
2					
3					
4					
5					
6					
7					
8					
9					
10					

DATE _______________

verre	heure	lieu	humeur	importance	Comment s'en passer ?
1					
2					
3					
4					
5					
6					
7					
8					
9					
10					

DATE _______________

verre	heure	lieu	humeur	importance	Comment s'en passer ?
1					
2					
3					
4					
5					
6					
7					
8					
9					
10					

DATE _______________________

verre	heure	lieu	humeur	importance	Comment s'en passer ?
1					
2					
3					
4					
5					
6					
7					
8					
9					
10					

DATE _______________________

verre	heure	lieu	humeur	importance	Comment s'en passer ?
1					
2					
3					
4					
5					
6					
7					
8					
9					
10					

DATE _______________________

verre	heure	lieu	humeur	importance	Comment s'en passer ?
1					
2					
3					
4					
5					
6					
7					
8					
9					
10					

DATE _______________________

verre	heure	lieu	humeur	importance	Comment s'en passer ?
1					
2					
3					
4					
5					
6					
7					
8					
9					
10					

DATE _______________________

verre	heure	lieu	humeur	importance	Comment s'en passer ?
1					
2					
3					
4					
5					
6					
7					
8					
9					
10					

DATE _______________________

verre	heure	lieu	humeur	importance	Comment s'en passer ?
1					
2					
3					
4					
5					
6					
7					
8					
9					
10					

DATE _______________________

verre	heure	lieu	humeur	importance	Comment s'en passer ?
1					
2					
3					
4					
5					
6					
7					
8					
9					
10					

DATE _______________________

verre	heure	lieu	humeur	importance	Comment s'en passer ?
1					
2					
3					
4					
5					
6					
7					
8					
9					
10					

DATE _______________________

verre	heure	lieu	humeur	importance	Comment s'en passer ?
1					
2					
3					
4					
5					
6					
7					
8					
9					
10					

DATE _______________________

verre	heure	lieu	humeur	importance	Comment s'en passer ?
1					
2					
3					
4					
5					
6					
7					
8					
9					
10					

DATE ______________________

verre	heure	lieu	humeur	importance	Comment s'en passer ?
1					
2					
3					
4					
5					
6					
7					
8					
9					
10					

DATE ______________________

verre	heure	lieu	humeur	importance	Comment s'en passer ?
1					
2					
3					
4					
5					
6					
7					
8					
9					
10					

DATE ____________________

verre	heure	lieu	humeur	importance	Comment s'en passer ?
1					
2					
3					
4					
5					
6					
7					
8					
9					
10					

DATE ____________________

verre	heure	lieu	humeur	importance	Comment s'en passer ?
1					
2					
3					
4					
5					
6					
7					
8					
9					
10					

DATE ______________________

verre	heure	lieu	humeur	importance	Comment s'en passer ?
1					
2					
3					
4					
5					
6					
7					
8					
9					
10					

DATE ______________________

verre	heure	lieu	humeur	importance	Comment s'en passer ?
1					
2					
3					
4					
5					
6					
7					
8					
9					
10